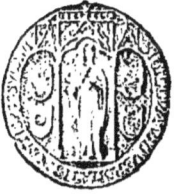

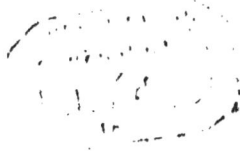

I0000035

DE

# L'Hémiplégie

chez

# Les Tabétiques

MONTPELLIER

Firmin, Montane et Sicardi

?:T82
918 d

DE

# L'HÉMIPLÉGIE

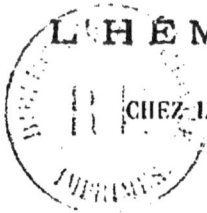

### CHEZ LES TABÉTIQUES

8° T⁰ 87
d
918

S152450

# DE

# L'HÉMIPLÉGIE

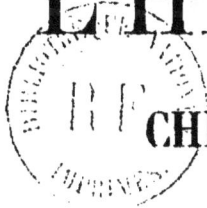

## CHEZ LES TABÉTIQUES

PAR

## Jean ARNAUD

DOCTEUR EN MÉDECINE

MONTPELLIER
IMPRIMERIE FIRMIN, MONTANE ET SICARDI
Rue Ferdinand-Fabre et Quai du Verdanson

1911

# PERSONNEL DE LA FACULTÉ

## Administration

MM. MAIRET (✻).............. Doyen.
SARDA.............. ...... Assesseur.
IZARD......,........ ...... Secrétaire.

## Professeurs

| | |
|---|---|
| Clinique médicale............................ ...... ..... | MM. GRASSET (✻). |
| | Chargé de l'enseig. de pathol et thérap. génér |
| Clinique chirurgicale............................ | TEDENAT (✻). |
| Thérapeutique et matière médicale.............. | HAMELIN (✻). |
| Clinique médicale............................ | CARRIEU. |
| Clinique des maladies mentales et nerveuses...... . | MAIRET (✻). |
| Physique médicale............................ | IMBERT. |
| Botanique et histoire naturelle médicales.. | GRANEL. |
| Clinique chirurgicale............................ | FORGUE (✻) |
| Clinique ophtalmologique.................... | TRUC (✻). |
| Chimie médicale.. ........................... | VILLE. |
| Physiologie........................ .......... | HEDON. |
| Histologie.................................. | VIALLETON. |
| Pathologie interne.......................... | DUCAMP. |
| Anatomie................................. | GILIS (✻). |
| Clinique chirurgicale infantile et orthopédie....... | ESTOR. |
| Microbiologie.............................. | RODET. |
| Médecine légale et toxicologie............. | SARDA. |
| Clinique des maladies des enfants............. | BAUMEL. |
| Anatomie pathologique...................... | BOSC. |
| Hygiène.................................... | BERTIN-SANS (A). |
| Pathologie et thérapeutique générales............ .. | RAUZIER. |
| | Chargé de l'enseignement de la clinique médicale. |
| Clinique obstétricale ........................... | VALLOIS. |

Professeurs adjoints : MM. DE ROUVILLE, PUECH, MOURET.
Doyen honoraire : M. VIALLETON.
Professeurs honoraires : MM. E. BERTIN-SANS (✻), GRYNFELTT.
Secrétaire honoraire : M. GOT.

## Chargés de Cours complémentaires

| | |
|---|---|
| Clinique ann. des mal. syphil. et cutanées... | MM. VEDEL, agrégé. |
| Clinique annexe des maladies des vieillards. | VIRES, agr. lib. (ch. de c.) |
| Pathologie externe......................... | LAPEYRE, agr. l. (ch. de c.) |
| Clinique gynécologique.................... | De ROUVILLE, prof.-adj. |
| Accouchements........................... | PUECH, profes.-adjoint. |
| Clinique des maladies des voies urinaires... | JEANBRAU, a. l. (ch. de c.) |
| Clinique d'oto-rhino-laryngologie... ........ | MOURET, profes.-adj. |
| Médecine opératoire...................... | SOUBEYRAN, agrégé. |

## Agrégés en exercice

| MM. GALAVIELLE. | MM. LEENHARDT. | MM. DELMAS (Paul). |
|---|---|---|
| VEDEL. | GAUSSEL. | MASSABUAU. |
| SOUBEYRAN. | RICHE. | EUZIERE. |
| GRYNFELTT (Ed.). | CABANNES. | LECERCLE. |
| LAGRIFFOUL. | DERRIEN. | FLEIG, chargé des fonct. |

## Examinateurs de la thèse ;

| | |
|---|---|
| MM. RAUZIER, président. | MM. MASSABUAU, agrégé. |
| FORGUE, professeur. | EUZIERE, agrégé. |

La Faculté de Médecine de Montpellier déclare que les opinions émises dans les dissertations qui lui sont présentées doivent être considérées comme propres à leur auteur et qu'elle n'entend leur donner ni approbation, ni improbation

A LA MÉMOIRE DE MA MÈRE

A MES PARENTS BIEN AIMÉS

*Faible hommage de ma profonde reconnaissance.*

A MON FRÈRE ET A MA BELLE-SOEUR

*En souvenir de l'affection qui nous a toujours uni.*

A MES NEVEUX

A TOUS MES PARENTS ET AMIS

J. ARNAUD.

A MON PRÉSIDENT DE THÈSE

# MONSIEUR LE PROFESSEUR RAUZIER

CHEF DE CLINIQUE MÉDICALE A LA FACULTÉ DE MÉDECINE

DE MONTPELLIER


# A MONSIEUR LE PROFESSEUR FORGUE

PROFESSEUR DE CLINIQUE CHIRURGICALE

CHEVALIER DE LA LÉGION D'HONNEUR


# A TOUS MES MAITRES DE L'ENSEIGNEMENT


J. ARNAUD.

# DE

# L'HÉMIPLÉGIE

## CHEZ LES TABÉTIQUES

Sur le point de terminer notre vie d'étudiant, il nous reste un devoir bien doux à remplir, devoir de gratitude et de profonde reconnaissance envers tous ceux qui, de loin ou de près, nous ont aidé à mener à bien nos études médicales.

Pour vous, parents bien-aimés, dont le grand amour et la tendresse inlassable ont été pour nous le meilleur guide et la meilleure consolation dans les heures tristes de l'isolement, soyez sûrs que notre reconnaissance ne pourra jamais s'acquitter de tout ce que vous avez fait pour nous. Nous n'oublierons jamais tous les devoirs que nous avons contractés envers vous et notre plus grand honneur sera d'imiter les grands exemples de devoir et d'affection que vous n'avez cessé de nous montrer.

Nous assurons également de notre grande sympathie tous nos maîtres dans l'enseignement : M. le professeur Rauzier tout d'abord, à qui nous devons le meilleur de notre savoir médical et de notre sens clinique ; il a bien voulu présider notre thèse, et de cela encore, nous le remercions profondément.

Que M. le professeur Forgue veuille bien accepter

l'hommage de notre vive reconnaissance ; nous nous souviendrons toujours du profit que nous avons retiré de son grand enseignement.

MM. Euzière et Massabuau, agrégés, ont toujours été pour nous d'une grande amabilité ; M. le docteur Roger, chef de clinique, a bien voulu nous guider dans la composition de notre thèse ; à eux tous nous adressons un cordial merci.

Nous devons enfin un souvenir ému et reconnaissant à l'Ecole de médecine de Grenoble, où nous avons débuté, et où MM. les professeurs Porte et Girard ont guidé nos premiers pas dans l'étude de la médecine ; ils ont droit à toute notre reconnaissance.

# INTRODUCTION

On connaît aujourd'hui la fréquence des affections in-
tercurrentes, qui viennent souvent compliquer, sinon terminer, les maladies nerveuses. Il en est une, l'hémiplégie,
qui, survenant chez certains malades, les  bétiques, ne
manque pas d'être intéressante, du fait de la nouvelle
tournure qu'elle est susceptible d'imprimer à la maladie.

Et cependant, la question a été relativement peu étudiée
et il s'en faut qu'elle soit en ce moment-ci bien au point.

Nous nous proposons de développer sur ce sujet quelques données, qui n'ont certes pas la prétention d'être ori-
ginales, mais qui serviront à faire connaître la plupart des
opinions qui ont été déjà émises sur la question. Nous
envisagerons tout d'abord l'étiologie de ces hémiplégies,
puis nous aborderons directement leur symptomatologie,
et enfin, après quelques discussions sur leur diagnostic,
leur anatomie pathologique, leur pronostic et leur traitement, nous nous efforcerons de tirer les conclusions qui
s'en dégagent. Nous ferons suivre cet exposé de quelques
observations que nous avons choisies comme nous parais-
sant les plus démonstratives.

# HISTORIQUE

Le premier travail sur la question date de 1865 avec Trousseau, qui cite les paralysies transitoires précédant les mouvements d'incoordination du tabes. Il parle également des hémiplégies survenant au cours de l'ataxie sans entraîner de perte de connaissance et sans diminution de l'intelligence.

Puis, jusqu'en 1878, la question est complètement délaissée. A cette époque, paraissent une série de travaux de Kahler, Pick et Westphall, qui établissent surtout l'absence de contracture et de rigidité musculaire à la suite des hémiplégies tabétiques.

En 1878, MM. Grasset et Apollinario publient, dans la *Gazette hebdomadaire*, l'observation d'une ataxie avec hémianesthésie gauche et diminution de la force musculaire du même côté.

En 1879, Vulpian parle d'hémiplégies survenant au début de l'ataxie, mais pense que c'est à tort qu'on les fait dépendre du tabes lui-même. Il s'agit plutôt pour lui de paralysies peut-être de nature hystérique ou qui dépendent de maladies où l'ataxie est elle-même secondaire.

En 1881, grande révélation avec le cas de Buzzard, mentionnant une hémiplégie tabétique avec contracture, mais sans exagération des réflexes.

A la même époque, le professeur Fournier, dans une série de leçons, établit la fréquence des paralysies au cours du tabes et en fait ressortir un caractère principal, à savoir leur peu de durée et leur régression quelquefois spontanée sans aucune intervention.

Toujours à la même époque, le professeur Debove essaye de classer ces hémiplégies, et à côté des hémiplégies transitoires nettement d'origine ataxique, établit l'existence d'hémiplégies permanentes, évoluant pour leur compte personnel et n'ayant de commun avec le tabes que le fait de la modification de leurs symptômes, par suite de leur évolution sur un terrain tout particulier.

En 1889 thèse d'Edwards, publiant une série d'observations caractérisées par le retour des réflexes tendineux chez les tabétiques à la suite d'hémiplégies organiques.

En 1897, thèse de Cabrol ; en 1893, thèse de Lopez, avec toujours de nombreuses observations.

En 1899 et 1900, articles de M. Cestan dans le *Progrès Médical*, où il cherche à réfuter le fait de la contracture ou de la réapparition des réflexes à la suite d'hémiplégies. En 1902, thèse très documentée de M. Cayla.

Citons enfin, dans ces dernières années, les travaux des professeurs Grasset, Marie, Déjerine, et enfin la communication toute récente, à la Société des Sciences médicales de Montpellier, des docteurs Rauzier et Roger sur un cas d'hémiplégie préataxique survenue dans le service du professeur Rauzier, qui fit l'objet, de la part de ce dernier, d'une leçon de clinique à l'hôpital Suburbain et qui a motivé l'idée de notre travail.

## ETIOLOGIE

La fréquence des hémiplégies au cours du tabes est plus grande qu'on ne le croit. C'est ainsi que si nous prenons la statistique de Fournier, sur 224 cas de tabes observés par lui, on note 41 paralysies diverses, dont près de la moitié sont constituées par des hémiplégies. La cause de ces hémiplégies est encore bien obscure et les opinions des auteurs sont loin de concorder à cet égard. Ne faut-il voir en elles qu'une simple coïncidence, un épisode, ou sont-elles intimement liées au tabes lui-même ? Voilà tout autant de questions qui ont été résolues de façon différente.

Pour Fournier, il ne peut y avoir qu'une cause susceptible de produire ces hémiplégies : c'est la cause même du tabes, je veux dire la syphilis. On ne peut évidemment s'empêcher de remarquer la grande fréquence de la syphilis dans les antécédents de ces hémiplégiques ataxiques, mais il ne faut pas méconnaître non plus les cas dont l'existence est indiscutable et qui permettent de conclure à l'existence d'une origine différente. C'est ainsi que Debove cite l'observation que nous reproduisons plus loin, d'un tabétique dont la maladie fut entrecoupée par deux attaques d'hémiplégie : la première, transitoire, d'une durée de 15 jours, fut constituée par de l'hémiplégie droite accompagnée d'aphasie ; la deuxième resta permanente. A l'autopsie, il fut impossible de trouver une lésion susceptible d'expliquer la première attaque, alors que celle de la deuxième attaque, facile à reconnaître, consistait en un foyer de ramollissement occupant la moitié gauche de la protubérance avec dégénérescence secondaire du faisceau pyramidal correspondant. Aussi Debove tendrait-il à admettre deux sortes d'hémiplégies survenant au cours du tabes : les unes transitoires et sans lésions spéciales, les autres permanentes et s'accompagnant des lésions banales de l'hémorragie ou du ramollissement.

Mais cette hémorragie, ce ramollissement, pourquoi ne reconnaîtraient-ils pas pour cause la syphilis ? Il est parfaitement démontré aujourd'hui que la syphilis peut s'attaquer aux artérioles des parties corticales ou centrales du cerveau, pour y entraîner soit des oblitérations entraînant des foyers de ramollissement, soit des anévrysmes miliaires susceptibles, à un moment donné, de provoquer une hémorragie cérébrale absolument comparable à l'hémorragie cérébrale ordinaire.

Et enfin il n'est pas impossible que dans le tabes (et c'est là je crois l'opinion de M. Grasset), il n'est pas impossible, dis-je, que la sclérose soit moins systématisée qu'on ait voulu le dire, et que cette maladie puisse entraîner des lésions diffuses aussi bien dans le cerveau que dans la moelle et en particulier du côté de la capsule interne.

Pour Vulpian, l'origine de certaines hémiplégies transitoires survenant au cours du tabes, doit être attribuée à l'hystérie. Une telle opinion n'a rien que de très vraisemblable dans le cas particulier, surtout lorsqu'il est impossible à l'autopsie de trouver une lésion capable d'expliquer cette hémiplégie transitoire. Et d'ailleurs, il n'y a pas lieu de s'en étonner, la fréquence des associations de l'hystérie avec les affections organiques étant bien démontrée aujourd'hui. Dans les cas où cette cause ne saurait être invoquée, Vulpian attribue à la pachymé-ningite un rôle prépondérant expliquant à la fois par elle les phénomènes ataxiques et l'hémiplégie.

Citons enfin les opinions de Joffroy, qui fait jouer un grand rôle à la congestion, et celles de Pierret et Chauveau, pour qui il existerait dans la région postérieure de l'encéphale des zones d'atrophie d'où partiraient des excitations susceptibles de produire tantôt des spasmes plus ou moins prononcés, tantôt des crises apoplectiformes accompagnées d'hémiplégie transitoire.

Par ce court exposé, il est facile de constater la grande divergence des auteurs à ce sujet, mais il nous semble cependant qu'on peut déjà en tirer quelques conclusions pratiques.

1° Il y a des hémiplégies qui se produisent au cours du tabes qui ne sont qu'une coïncidence fortuite et qui n'ont d'autre cause que les lésions ordinaires de l'hémorragie cérébrale ou de la nécrobiose. Dans quelques cas cependant, ainsi qu'il ressort de certaines observations de Pierre Marie, on trouve une lésion assez particulière consistant en une simple « désintégration lacunaire » au niveau des noyaux centraux ;

2° Lorsqu'on ne trouve aucune de ces lésions, il n'est pas impossible que cette hémiplégie soit de nature hystérique, mais il est bien avéré, suivant en cela l'opinion de Fournier, qu'une grande place doit être assignée à la syphilis, qui est bien capable, ainsi que le pense M. Grasset, de créer une maladie cérébro-spinale diffuse pouvant expliquer à la fois les phénomènes ataxiques proprement dits et les hémiplégies survenant au cours du tabes.

# SYMPTOMATOLOGIE

Deux sortes d'hémiplégies peuvent se produire au cours du tabes : l'hémiplégie passagère et l'hémiplégie perma-nente. La première semble, de l'avis de la plupart des auteurs, rentrer dans les symptômes mêmes du tabes. Quant aux hémiplégies permanentes, elles peuvent, ainsi que nous l'avons fait ressortir plus haut, avoir pour cause une hémorragie cérébrale ou un ramollissement tout à fait indépendants de l'ataxie, ou encore constituer un des symptômes de la maladie et être produits par le même facteur : la syphilis.

A un autre point de vue, on peut considérer deux cas : ou bien l'hémiplégie survient en premier lieu, est la pre-mière manifestation morbide, et le tabes ne vient s'y gref-fer que secondairement ; ces cas, hâtons-nous de le dire, sont de beaucoup plus rares ; ou bien, et c'est là ce qui sur-vient généralement, il s'agit d'hémiplégies qui viennent entrecouper un tabes qui, installé déjà bien avant elles, évoluait suivant sa marche habituelle.

Le début de ces hémiplégies est fort variable. Tantôt le malade est frappé d'un ictus suivi d'un coma plus ou moins long, et quand il revient à lui la paralysie s'est ins-tallée et est complète. Tantôt le malade ne perd pas con-naissance, mais se sent brusquement paralysé de tout un côté du corps, tantôt enfin, et il nous semble que ce cas est des plus fréquents, il existe une période prodromique

très nette, au cours de laquelle l'hémiplégie s'installe petit
à petit et progressivement. C'est, par exemple, au début
une simple gêne pour la marche, le sujet sent sa jambe
lourde, puis le bras est envahi à son tour. Enfin, après une
période dont la longueur est variable, mais pouvant osciller de plusieurs heures à un ou deux jours, la paralysie
est complète. On ne peut s'empêcher, lorsqu'on y songe,
d'être frappé de la parenté qui unit ce tableau à celui du
ramollissement cérébral, et effectivement dans tous les cas
observés où l'autopsie a pu être faite ; il nous a paru être
d'une plus grande fréquence que l'hémorragie.

L'hémiplégie des tabétiques intéresse fréquemment la
face et siège indifféremment à droite ou à gauche. Lorsque
c'est à droite, il est très fréquent de la voir se compliquer
d'aphasie.

Dans ce qui précédait, nous avions en vue les hémiplégies du mouvement, mais n'existe-t-il pas des hémiplégies intéressant la sensibilité ? Elles sont excessivement
plus rares, mais leur existence est cependant indiscutable;
je n'en veux pour preuve que l'observation publiée en
1878 par MM. Grasset et Apollinario, où, chez un malade
tabétique depuis 11 ans, avec crises gastriques, douleurs
fulgurantes et incoordination, il y avait une hémianesthésie gauche intéressant tout à la fois la sensibilité générale et les sens spéciaux, et coïncidant avec une diminution
très notable de la force du même côté. On peut donc dire
que les hémiplégies de l'ataxie intéressent tantôt la motilité seule, tantôt la motilité et la sensibilité.

Il est une hémiplégie à laquelle le professeur Fournier
attache une signification toute particulière, c'est l'hémiplégie faciale pré-ataxique. Elle se présente avec des
caractères tellement spéciaux, qu'il serait possible, grâce
à eux, de dépister un tabes au début de son évolution.

Parmi ces caractères, il en est trois de très particuliers :
1° cette hémiplégie faciale est peu accentuée, c'est plutôt
une parésie qu'une véritable paralysie ; 2° elle a une durée
remarquablement courte disparaissant quelquefois en
moins d'une semaine ; 3° enfin, très souvent, elle disparaît spontanément, sans le secours d'aucune thérapeutique.

Ces caractères sont tellement loin de ressembler à
ceux de la paralysie faciale ordinaire, que lorsqu'on les
trouve au complet, « ils sont de nature à éveiller des
soupçons et à diriger l'attention du médecin vers la recherche du tabes comme origine possible de ces accidents. »
Quel n'est pas alors son étonnement, lorsqu'il apprend que
ce malade, qui était venu consulter pour des « rhumatis-
mes », est en pleine période de tabès avec des douleurs fulgurantes indiscutables, des réflexes abolis et enfin tous
les signes typiques de cette affection ?

Quant à l'hémiplégie ordinaire, nous avons vu qu'elle
pouvait survenir, dans quelques cas, au début de l'ataxie.
Elle revêt alors un certain nombre de caractères que nous
ne pouvons nous empêcher de comparer à ceux que nous
décrivions plus haut pour l'hémiplégie faciale préataxique, à savoir : 1° leur bénignité relative ; 2° leur durée
courte allant de quelques semaines à quelques jours ; 3°
leur disparition habituellement complète et absolue et
quelquefois même sans qu'elles aient été jamais trai-
tées. Etant donnée leur peu de durée, ces hémiplégies n'ont
pas le temps d'avoir leur caractère modifié par le tabès,
comme nous allons le voir pour celles qui se produisent
en pleine période ataxique.

En effet, lorsque l'on considère toute hémiplégie organique, on a l'habitude de lui décrire deux phases successi-
ves : dans la première, la paralysie est flasque, et dans la
seconde, la contracture apparaît progressivement à mesure

2

que s'établissent tous les signes qui marchent généralement de pair avec elle et qui témoignent de la dégénérescence du faisceau pyramidal, l'exagération des réflexes,
la trépidation épileptoïde et le signe de Babinski.

A ce moment, si l'on fait marcher le malade, celui-ci
s'avance « en fauchant », c'est-à-dire qu'il fait effectuer
par sa jambe paralysée autour de sa jambe saine, un mouvement de circumduction. Or, étant donné que le tabes
s'accompagne d'abolition des réflexes tendineux, il va for-
cément se produire une modification dans le tableau de
l'hémiplégie cérébrale, consistant en un obstacle à l'établissement de la spasmodicité et de l'exagération des
réflexes.

Théoriquement, il semblerait rationnel d'admettre que
le tabès, par suite de lésions anatomiques bien établies,
ayant amené l'abolition des réflexes, l'hémiplégie doit être
impuissante à les régénérer ; mais en pratique, les choses
sont loin de se passer aussi simplement, et ainsi que le
témoignent les observations publiées jusqu'à ce jour, on
est obligé d'établir plusieurs formes cliniques suivant la
présence ou non de l'état des réflexes et de l'état spasmo-
dique.

Nous ne ferons que mentionner deux groupes de faits
qui, dans la pratique, semblent être plutôt l'exception.

Dans le premier groupe, on range les cas dans lesquels,
à la suite de l'hémiplégie, la contracture s'installe et avec
elle les réflexes jusque-là abolis réapparaissent. Il existe
cependant quelques observations bien nettes s'y rapportant.

Dans le deuxième groupe, encore beaucoup plus rare et
qu'on peut qualifier d'anormal, se rangent des faits carac-
térisés par une forme spéciale d'hémiplégie avec contracture mais sans retour des réflexes. Si on examine les for-

mes les plus courantes, voici ce qui se passe généralement :
assez souvent, l'hémiplégie reste flasque et sans réapparition des reflexes. Si c'est elle qui avait ouvert la scène, on
voit alors la démarche du malade qui se modifie ; il lance
ses jambes au hasard et présente une incoordination de
plus en plus marquée ; puis, les réflexes commencent à
disparaître en premier lieu du côté sain et à diminuer peu
à peu du côté hémiplégié, jusqu'à l'abolition complète.

En même temps, surviennent tous les signes classiques
du tabes, signe de Romberg, troubles des sens et de la
sensibilité profonde, rétention d'urine, etc.

Si le tabes préexistait à l'hémiplégie, le malade, outre
son état antérieur, présente tous les signes d'une paralysie
flasque plus ou moins complète.

Dans une autre forme également très fréquente, il y a
une véritable dissociation symptomatique : au membre
supérieur tout se passe comme s'il s'agissait d'une hémiplégie survenant brusquement chez un sujet jusque-là en
bonne santé, c'est-à-dire qu'après une première période de
paralysie flasque, la contracture s'installe et avec elle
l'exagération des réflexes. Au membre inférieur, au con-
traire, la paralysie reste flasque et l'abolition des réflexes
persiste. Voilà ce qui se passe le plus généralement, et à
la fin de notre travail, nous présentons quelques observations se rapportant aux cas les plus usuels que nous venons
de mentionner en dernier lieu. On le voit, il serait témé-
raire de vouloir établir pour l'hémiplégie ataxique une
symptomatologie unique ; tout ce qu'on peut faire, c'est
de classer en des groupes aussi homogènes que possible
les observations publiées à ce sujet.

Cependant, tout dernièrement, à la Société de Neurologie, le 6 avril 1911, M. Souques vient d'exposer un signe sur la valeur duquel il est impossible de se pronon-

cer encore, mais qui, s'il réalise les espérances qu'on attend de lui, serait véritablement pathognomonique de l'association tabéto-hémiplégique ; je veux parler de l'inversion du réflexe tendineux du triceps brachial. Lorsque normalement on percute le tendon du triceps au-dessus de l'olécrane, on provoque un mouvement d'extension de l'avant-bras sur le bras. Chez un hémiplégique, le même mouvement se produira, quoique avec plus de force. Or, dans les hémiplégies tabétiques, il n'en est plus de même ; du côté paralysé, en effet, lorsqu'on percute le triceps, on obtient un mouvement de flexion de l'avant-bras sur le bras ; le réflexe est inversé. M. Souques a déjà eu plusieurs fois l'occasion de vérifier ce signe, et chaque fois il coïncidait avec le signe de Babinski, témoignant ainsi de l'irritation du faisceau pyramidal. Pour qu'il se produise, deux conditions sont nécessaires : l'abolition ou l'affaiblissement du réflexe normal, et en même temps un certain degré d'hyperexcitabilité de la moelle, ce qui est la règle dans l'hémiplégie organique.

Quant à expliquer ce phénomène, on en est réduit à des hypothèses, et penser par exemple, avec M. Souques, « que les fibres radiculaires postérieures qui transportent l'excitation périphérique au centre spinal du muscle triceps, sont profondément altérés, tandis que les fibres contiguës qui transportent l'excitation jusqu'au centre des fléchisseurs, ne sont que peu ou pas altérées. »

M. Souques a noté encore, quoique plus rarement, l'inversion des réflexes du membre inférieur, et plus spécialement du réflexe achilléen (par la pression du tendon, d'Achille il déterminait un mouvement de flexion du pied sur la jambe).

Quoi qu'il en soit, on devrait désormais chercher systématiquement ce signe dans toute hémiplégie. S'il n'existe réellement que dans l'hémiplégie ataxique, il pourrait en devenir un des signes pathognomoniques. Pour le moment, ce qui semble démontré, c'est que lorsqu'on le trouve, on est en droit d'affirmer l'existence d'une hémiplégie de nature organique, qui restera à peu près sûrement permanente. Ce signe n'aurait-il que cette signification, on pourrait s'estimer heureux d'avoir en main une donnée fort utile pour l'établissement du diagnostic aussi bien que du pronostic.

# DIAGNOSTIC

Il faut tout d'abord établir qu'il y a hémiplégie, et d'autre part, que cette hémiplégie est en même temps une hémiplégie tabétique. Si elle vient à se produire au cours d'un tabes déjà connu du médecin traitant, il n'y a pour ainsi dire pas de difficultés.

La question est déjà plus délicate, lorsque les renseignements antérieurs font défaut et qu'on voit le malade pour la première fois, à l'occasion de son hémiplégie. Et enfin, il faudra être très circonspect si l'on se trouve en présence de ces hémiplégies préataxiques, qui surviennent souvent sans crier gare, et qui ne sont que le prélude, le début, de l'évolution du tabes.

1° Y a-t-il hémiplégie ? Celle-ci est-elle bien de nature organique, et ne pourrait-on pas la confondre avec l'hémiplégie de nature hystérique ? Voici, suivant M. Babinski, sur quels caractères on doit se baser pour établir cette différence. Dans l'hémiplégie organique, la paralysie est nettement limitée à tout un côté du corps ; elle atteint aussi bien les mouvements volontaires conscients que les mouvements volontaires inconscients. Il y a, au début, de l'hypotonicité musculaire, soit à la face, où elle produit l'abaissement de la commissure et du sourcil, soit aux membres, où elle permet, par exemple, la flexion exagérée de l'avant-bras sur le bras. Enfin, l'excitation de la plante du pied produit l'inversion du réflexe plantaire (signe de Babinski), c'est-à-dire que le gros orteil se met en extension.

Dans l'hémiplégie hystérique, rien de tout cela ; la paralysie n'est pas toujours nettement limitée, et c'est ainsi que dans la paralysie de la face on trouve fréquemment des troubles bilatéraux ; les mouvements volontaires inconscients ou subconscients ne sont pas troublés, il n'y a pas d'hypotonicité musculaire et lorsqu'il existe de l'asymétrie faciale, elle est plutôt due à un spasme. Enfin, le signe de Babinski fait totalement défaut. Il est également de toute importance de distinguer l'hémiplégie du début de l'ataxie, celle que Fournier appelle l'hémiplégie du syphilo-tabes, de celle qui résulte d'une lésion syphilitique limitée à l'encéphale. Ce diagnostic peut quelquefois se réaliser facilement, et voici sur quels faits on peut s'appuyer pour le faire.

a) L'hémiplégie de la syphilis cérébrale ne s'établit pas d'emblée ; elle a généralement des prodromes qui peuvent quelquefois durer fort longtemps, et parmi lesquels la céphalée persistante, intense, est certainement le fait le plus habituel. Comme nous l'avons fait ressortir, l'hémiplégie du tabes apparaît brusquement, sans céphalée prémonitoire.

b) L'hémiplégie de la syphilis cérébrale a des symptômes très prononcés, beaucoup supérieurs comme intensité à ceux de l'hémiplégie préataxique.

c) Alors que cette dernière disparaît généralement, l'autre est tout ce qu'il y a de plus fixe, de plus permanent.

d) Enfin, l'hémiplégie tabétique guérit d'ordinaire en quelques semaines, en quelques jours, presque aussi vite qu'elle est venue, et souvent sans intervention thérapeutique, alors qu'on n'est pas habitué de le voir dans l'hémiplégie de la syphilis cérébrale.

2° Supposons donc qu'on ait établi l'existence bien nette d'une hémiplégie, il reste à prouver que cette hémiplégie coexiste avec l'ataxie. Pour cela, il est tout indiqué de rechercher les signes du tabes. dont quelques-uns persistent toujours, malgré l'apparition de l'hémiplégie. On fera marcher le malade et on verra qu'à côté de la « démarche en fauchant », il existe des mouvements d'incoordination très marqués. On devra également rechercher le signe de Romberg. Enfin, l'attention devra se porter du côté des réflexes, qui du côté sain seront abolis, alors que du côté hémiplégié ils peuvent encore exister, surtout aux membres supérieurs. Nous n'insisterons pas sur tous les cas qui peuvent se présenter au cours de cette recherche, nous en avons déjà parlé dans la symptomatologie. Si, au cours de ces investigations, on note l'inversion de quelques réflexes, et en particulier du réflexe tricipital et du réflexe plantaire, le doute n'est guère plus possible ; on a bien affaire à une hémiplégie tabétique.

## ANATOMIE PATHOLOGIQUE

A une symptomatologie aussi variable qu'est celle de l'hémiplégie tabétique, doivent correspondre des lésions également très diverses. Et, de prime abord, on serait tenté d'admettre qu'il y a deux sortes de lésions bien distinctes, qui doivent correspondre, l'une à l'hémiplégie transitoire, et l'autre à l'hémiplégie permanente. Une telle classification, que pour plus de simplicité on serait tenté d'adopter, doit cependant être rejetée. Et, en effet, si on consulte les diverses autopsies qui ont été faites, on voit que bon nombre de ces hémiplégies transitoires répétées souvent un grand nombre de fois au cours de la maladie, reconnaissent comme causes l'existence de lacunes cérébrales, ainsi que cela a été bien démontré depuis les travaux de MM. Marie et Ferrand.

Assez souvent ce sont les lésions banales de l'hémorragie ou du ramollissement qu'on a rencontrées, et d'autres fois enfin, on n'a rien trouvé qui soit susceptible d'expliquer l'existence d'une hémiplégie. Nous avons fait allusion à ce dernier cas en mentionnant l'observation de Debove.

Nous ne dirons rien de l'hémorragie ou du ramollissement, qui ont été déjà suffisamment décrits dans les traités classiques, pour nous arrêter de préférence sur les lésions lacunaires mentionnées plus haut.

Ces lacunes siégent d'ordinaire dans les noyaux gris

centraux, et de préférence dans le noyau lenticulaire. Si elles y restent limitées, l'hémiplégie sera très probablement bénigne et guérira à bref délai. Il n'en sera plus de même si la lacune s'agrandit et va empiéter du côté de la capsule interne, allant intercepter toutes les voies de communication nerveuses, absolument de la même façon qu'une hémorragie cérébrale. L'hémiplégie a toutes chances alors d'être plus accentuée et plus durable, sinon permanente. Quant au nombre et au volume de ces lacunes, rien de plus variable. On peut cependant dire que lorsqu'elles sont nombreuses, elles sont généralement très petites, sinon microscopiques. Si la lacune est unique, elle peut acquérir d'assez grandes dimensions ; on voit souvent en son centre un vaisseau susceptible à un moment donné de se rompre, ou de devenir le point de départ d'une réaction fibreuse intense, tendant à combler la lacune.

Voilà quelles sont les lésions qu'on trouve du côté du cerveau. Mais que sont devenues les lésions mêmes du tabes ? Elles persistent toujours et se traduisent par la sclérose des cordons postérieurs, si bien que lorsqu'on examine la moelle, on peut y rencontrer deux sortes de lésions bien distinctes, les unes occupant les cordons ou les racines postérieures (c'est la lésion tabétique), les autres se manifestant par la dégénérescence du faisceau pyramidal lésé au cours de son trajet cérébral (c'est la lésion hémiplégique).

## PRONOSTIC ET TRAITEMENT

Est-il possible, dès l'apparition d'une hémiplégie, d'établir un pronostic ? La chose est certainement délicate, et dépend du cas envisagé.

Celle-ci constitue-t-elle le premier symptôme, il y a beaucoup de chances pour qu'elle ne persiste pas longtemps ; dans ce cas, le pronostic sera relativement bon, mais assombri néanmoins par suite de l'évolution ultérieure du tabes ; et enfin il sera réservé, parce que le malade est à la merci de nouvelles attaques.

Si l'hémiplégie se produit au cours du tabes, chez un sujet déjà âgé, elle est un mauvais signe et peut faire redouter une terminaison fatale, surtout lorsqu'on a constaté tous les signes d'une lésion organique. Encore ne faut-il pas être trop absolu, ces hémiplégies étant des réserves de surprises et pouvant fort bien rétrocéder sous l'influence d'un traitement convenable.

Ce traitement, quel sera-t-il ? Si on se trouve en présence d'une hémiplégie préataxique, à plus forte raison si on hésite entre ce diagnostic et celui de syphilis cérébrale, il est tout indiqué d'essayer le traitement spécifique qui donnera quelquefois des résultats inespérés. Qui sait même s'il n'enrayera pas pour un certain temps la marche d'un tabes pris au début ?

Lorsqu'on soupçonne une hémorragie ou un ramollissement, il faudra se borner à un traitement symptomati-

que ; éviter le retour de nouvelles attaques en préve-
nant les poussées congestives à l'aide de traitements ap-
propriés : liberté du ventre, laxatifs ou purgatifs de temps
à autre, sangsues aux oreilles, bains de pieds sinapisés,
etc.

Enfin, on pourra essayer de rendre le mouvement aux
membres paralysés, à l'aide de courants électriques in-
terrompus, en se méfiant toutefois qu'il n'y ait pas de
contracture, ce qui serait une contre-indication formelle.

On n'oubliera pas que ces malades sont des chroniques,
et lorsque le moment sera venu, on leur conseillera une
cure thermale. Balaruc semble tout indiqué pour la cir-
constance. Ne réussirait-on ainsi qu'à apporter un peu de
distraction à ces pauvres malades, il me semble qu'on au-
rait déjà le droit d'être satisfait.

# OBSERVATIONS

### Observation première

Hémiplégie prétabétique d'origine syphilitique avec dissociation des réflexes
tendineux.
Observation communiquée en mai 1911 à la Société des Sciences médicales de
Montpellier par MM. Rauzier et Roger.

M... Léopold, courtier en vins, âgé de 46 ans, entre salle
Fouquet, au numéro 30, dans le service du professeur
Rauzier, le 4 mai 1911, pour des troubles douloureux assez vifs survenus au cours d'une affection nerveuse dont
le début remonte à deux ans.

Voici, d'après le récit du malade, comment auraient
débuté les accidents :

Le 2 juin 1909, le malade marche sur les bords d'une
grand'route pour aller chercher des échantillons de vin
dans une campagne. Il se trouve en très bonne santé,
n'éprouve aucune gêne pour la marche et n'a ressenti, ni
la veille, ni les jours précédents, de lourdeur de tête, de
douleurs, ni de faiblesses d'aucune sorte. Tout à coup, à
3 heures et demie de l'après-midi, il est pris d'un violent
vertige et tombe dans le fossé à demi rempli d'eau qui
longe la route. Il ne perd pas connaissance, mais ne peut
se relever pour sortir du fossé ; il reste ainsi, dans l'eau,
pendant environ un quart d'heure ou une demi-heure.
Quelqu'un passe sur la route, le voit dans cette situation

et l'aide à remonter sur la route ; mais le malade ne peut marcher ; il constate lui-même à ce moment qu'il est légèrement paralysé du côté gauche. Il éprouve, d'autre part, un peu de gêne pour parler, mais n'a pas d'aphasie.

On le ramène chez lui à 7 heures du soir, et là il perd complètement connaissance ; cette perte de connaissance dure trois jours. Lorsque le malade reprend ses sens, il présente une hémiplégie gauche complète et totale (face comprise), qui dans les trois ou quatre premiers mois, rétrocède rapidement ; elle persiste encore à un degré atténué.

Toutefois, c'est moins pour son hémiparésie que pour une diminution générale des forces, et pour quelques phénomènes douloureux, que le malade entre une première fois dans le service, en mars 1910 ; c'est surtout pour ces douleurs, devenues bien plus vives, qu'il revient à l'hôpital actuellement.

Ces douleurs siègent dans les membres, surtout du côté hémiplégié, c'est-à-dire du côté gauche, où elles sont à la fois plus fréquentes et plus vives ; le membre inférieur droit n'en est pas, cependant, complètement indemne. Elles ne sont pas constantes, surviennent par périodes, et sont parfois assez vives pour produire de l'insomnie. Elles siègent souvent au niveau des jointures et y provoquent une sensation de broiement. La moitié gauche du thorax est le siège de douleurs analogues, douleurs en demi-ceinture, avec sensation d'écrasement. En outre, depuis quelques jours, se sont installés : une céphalée violente, sans localisation nette, survenant surtout pendant la journée, quelques bourdonnements d'oreille, un léger trouble de la vue, sans diplopie. L'odorat et le goût sont bien conservés. Le malade dit avoir remarqué une diminution de la sensibilité dans toute la moitié gauche du corps. Les forces ont diminué d'une façon assez sensible. Le malade marche assez bien, mais il est un peu gêné par sa jambe gauche, qui est plus lourde. Il peut fort bien faire, sans se reposer, deux ou trois cents mètres, mais en s'appuyant sur une canne.

. Il a moins de force dans le bras gauche, mais ne laisse jamais tomber les objets qui sont dans sa main.

Il a de la difficulté pour uriner, est souvent obligé de faire des efforts et reste parfois dix minutes pour expulser tout le contenu de sa vessie. Il n'a eu de rétention qu'une seule fois, l'an dernier, le premier jour de son précédent séjour dans le service, où il a dû être sondé. Il n'a pas d'incontinence ; il est constipé.

La parole est un peu hésitante ; il s'agit d'un bégaiement, d'ailleurs assez ancien, mais qui s'est accentué depuis l'ictus. Le malade s'énerve facilement, a de la difficulté à dormir. Il a bonne mémoire, mais un peu de difficulté à fixer son attention, et quelques idées noires.

L'appétit est diminué ; les digestions sont lentes, pénibles, accompagnées de pesanteur et de ballonnement abdominal persistant plusieurs heures après le repas, mais sans vomissements et sans crises douloureuses. La constipation est opiniâtre, nécessitant un purgatif ou un laxatif toutes les semaines.

. Le malade tousse et crache un peu ; il présente quelques palpitations, de la dyspnée d'effort, sans crampes ni œdème des membres inférieurs. Il n'a ni sucre, ni albumine dans ses urines. Il n'a pas de fièvre et n'a pas maigri récemment.

Tel est le tableau de la maladie actuelle.

Parmi les antécédents personnels, signalons : à l'âge de 18 ans, un rhumatisme articulaire aigu, ayant nécessité un séjour au lit d'un mois et demi, et n'ayant pas laissé de troubles cardiaques objectifs ; signalons encore une bronchite, il y a deux ans. Après plusieurs interrogatoires, où il avait nié la spécificité, le malade finit par avouer avoir eu, à l'âge de 22 ans, un chancre de la verge ayant duré deux mois, qui a été suivi de l'apparition de quelques boutons sur la face et qui n'a été traité que par des moyens locaux. Quoique ayant exercé la profession de cafetier, le malade nie tout éthylisme. Il n'a jamais eu de crises nerveuses, ni d'autres ictus que celui qui a marqué le début de la maladie actuelle.

Rien à noter dans les antécédents héréditaires ; pas d'attaque dans la famille. La descendance du malade se compose d'un seul enfant, né à terme, actuellement âgé de neuf ans et fort bien portant. La femme du malade n'a jamais eu de fausses-couches.

L'analyse des urines est faite le 8 mai ; en voici les résultats : *Quantité*, 2.200 *grammes* ; *densité*, 1010. La réaction est acide. *Urée*, 5 *gr.* 49 par litre. *Chlorures*, 8 *gr.* 50. Elles ne renferment ni sucre, ni albumine.

EXAMEN DU MALADE — On se trouve en présence d'un sujet plutôt pâle et assez maigre. L'exploration porte tout d'abord et surtout sur les diverses fonctions du système nerveux.

*Motilité.* — *Membres inférieurs* : Le malade soulève bien chacun de ses membres inférieurs, séparément, sans effort aucun, sans incoordination ni mouvement anormal; il peut aussi soulever les deux membres simultanément, mais s'il est obligé de garder cette position, la jambe gauche est la première à retomber sur le lit. Quand la jambe gauche étant en l'air, on soulève la jambe droite, on voit, parfois, la gauche retomber assez rapidement (si-

gne de Grasset et Gaussel). Dans l'acte de s'asseoir, le
membre gauche ne demeure point appliqué sur le plan du
lit et s'en détache d'une façon très nette pour s'élever
à une assez grande hauteur.

Le membre inférieur gauche effectue normalement les
mouvements de toutes ses articulations ; mais si l'on
s'oppose à ces mouvements, on constate à peu près dans
tous les segments une diminution de force par rapport
au membre sain. Il n'y a pas de contracture.

La marche est un peu lente, mais à peu près normale.
Il ne présente aucune spasticité et encore moins de l'incoordination. La marche de flanc est normale.

*Membres supérieurs* : Tous les mouvements sont pos-
sibles et se font sans aucun trouble de la coordination.
La force est nettement diminuée dans tous les segments
du côté gauche. Au dynamomètre, on constate : 18 pour
la main droite et 9 pour la main gauche. Il existe, de plus,
aux deux extrémités, tant du côté droit que du côté gauche, une sorte de tremblement, surtout quand on fait éten-
dre la main, ou encore à l'occasion d'un mouvement.
C'est un tremblement à petites oscillations, ne s'accen-
tuant pas sous l'influence des actes volontaires ; on di-
rait, à certains mouvements, une sorte de tremblement
fibrillaire, et d'autres fois, des secousses myocloniques.
Il n'existe aucun tremblement dans d'autres régions du
corps ; on constate à certains examens, et après certaines
excitations seulement, quelques ondes fibrillaires parcou-
rant le quadriceps, quand on percute ce muscle. Il n'y a
pas de contracture aux membres supérieurs.

La face ne présente pas de reliquat appréciable de paralysie. Le malade siffle, souffle bien, grimace normalement d'un côté ou de l'autre et simultanément des deux

côtés ; l'hiatus buccal, largement ouvert, n'offre point l'aspect oblique ovalaire.

*Sensibilité.* — La sensibilité au contact et à la douleur est diminuée légèrement au côté gauche, et les sensations mettent un plus long temps que d'habitude pour être perçues. Il n'y a pas d'anesthésie en selle. La sensibilité thermique paraît nettement diminuée à la face dorsale de la main droite. Le sens cénesthésique est conservé : le malade reconnaît très bien, dans son lit, la position de ses membres. Le sens musculaire est normal ; il n'y a pas d'hypotonie. Le sens stéréognostique est diminué à la main gauche : le malade ne reconnaît qu'à la longue la forme des objets qu'on lui met entre les doigts et lorsqu'on substitue rapidement un objet (étoffe) à un autre bien différent (crayon), il reste un moment avant d'apprécier la différence. La sensibilité profonde (pression du tendon d'Achille, compression du testicule, percussion du tibia), est conservée.

Le malade se tient bien les yeux fermés, les pieds appliqués l'un contre l'autre, en équerre. Il se tient bien sur le pied droit (pied non hémiplégié), mais se met à osciller dès qu'il ferme les yeux (Romberg sur un seul pied).

Il raconte d'ailleurs avoir remarqué, soit la nuit, soit le matin en faisant sa toilette, et en passant sa serviette devant les yeux, des pertes analogues d'équilibre.

*Réflexes.* — Les réflexes tendineux du membre supérieur sont très exagérés à gauche, et simplement vifs à droite. Les réflexes rotuliens et achilléens sont abolis des deux côtés ; ils étaient également abolis il y a un an, lors du premier examen. Il n'y a pas de clonus du pied. Le réflexe plantaire du gros orteil apparaît normalement en

flexion à droite ; il n'existe pas à gauche. Le réflexe cré-
mastérien est conservé des deux côtés.

Il n'y a pas de signe de Kernig.

*Trophicité.* — Il n'existe pas de troubles trophiques,
en dehors d'une légère atrophie des membres du côté
gauche. Voici, du reste, quelques données à la mensura-
tion : au mollet, on note, du côté droit, 27 cent. 5, et du
côté gauche, 27. Le périmètre de la cuisse, mesuré à 10
cent. au-dessus de la rotule, donne 33 cent. 5 à droite
et 32 cent. à gauche. A l'avant-bras, on note 22 cent. 5 à
droite, 21 cent. 5 à gauche, et au bras 22 cent. à droite et
21 cent. à gauche.

*Yeux.* — La motilité oculaire est normale. Les pupilles
sont inégales, la gauche étant plus dilatée, déformées et
non contractiles. Le signe d'Argyll-Robertson est positif.
Le fond de l'œil est normal. On ne note ni anesthésie pha-
ryngée, ni zones hystérogènes.

Rien du côté des autres appareils, en dehors de quelques sous-crépitants aux deux bases et d'un dédoublement
du deuxième bruit au cœur.

Pouls, 90. Tension artérielle au Potain, 12 cent. 5 à
droite, 10 cent. 5 à gauche (côté hémiparésié).

*Ponction lombaire.* — Liquide clair, très légèrement
xantochromique et hypertendu (120 gouttes à la minute).

A l'*examen cytologique*, on note une réaction leucocy-
taire intense, à formule surtout lymphocytaire (environ
90 pour 100), avec quelques grands mononucléaires et
quelques polynucléaires.

*Examen chimique* (dû à l'obligeance de M. Mestrezat).
— Albumine 0,70, dépassant légèrement l'albumine habi-

tuelle aux tabétiques. Chlorure de sodium, 7,63. Sucre normal.

Cette observation présente un grand intérêt pour plusieurs raisons : Tout d'abord, il s'agit d'une hémiplégie préataxique, forme assez rare, ainsi que nous l'avons vu, avec une dissociation des réflexes tendineux très nette, puisque les réflexes des membres inférieurs sont abolis, alors qu'ils persistent encore au membre supérieur, principalement à gauche, siège de l'hémiplégie, où ils sont exagérés.

De plus, le tabes, quoique indiscutable, étant donnée l'abolition des réflexes, le signe d'Argyll-Robertson, les douleurs fulgurantes, les crises viscérales, présente cependant un tableau incomplet puisqu'il n'y a pas de troubles de la motilité, pas de signe de Romberg et pas d'anesthésie profonde.

Et enfin, chez ce malade, on est forcé d'admettre deux états, qu'il est impossible d'unifier, l'un médullaire, représenté par le tabes, et l'autre cérébral (peut-être un ramollissement), tous deux dominés par une étiologie commune : la syphilis.

### OBSERVATION II

Publiée par MM. Leenhardt et Norero (travail du service du Professeur Dejerine).

Le nommé B..., âgé de 34 ans, représentant de commerce, vient à la consultation de M. le professeur Déjerine, le 2 mars 1906.

Ses antécédents personnels sont excellents jusqu'au moment de son entrée au régiment. A cette époque, il y a 12 ans, il est atteint d'un chancre syphilitique de la lèvre

inférieure, suivi de roséole. Il prend des pilules de proto-
iodure, mais au bout de quatre mois, il cesse tout traitement.

Au mois d'août 1900, il est pris en passant sur la place
de Clichy, d'un étourdissement avec chute, mais sans perte
de connaissance. Au bout de quelques minutes, il peut re-
prendre son chemin, sans éprouver de malaise. Mais quelque temps après apparaissent des céphalées extrêmement
persistantes, obligeant le malade à cesser tout travail. Au
mois de mars 1905, ces maux de tête sont toujours aussi
violents et s'accompagnent de vertiges, d'étourdissements,
mais sans chute.

Le 16 mars 1905, en sautant de son lit, le matin, le
malade tombe à terre, sans perdre connaissance ; il veut
faire des efforts pour se relever, mais constate que sa
jambe droite est complètement paralysée ; il peut cependant se traîner sur les mains pour appeler, mais peu à
peu le bras droit devient lourd, et environ une demi-heure
après la chute, le bras droit est à son tour complètement
paralysé, la bouche déviée, la parole embarrassée.

Une quinzaine de jours se passèrent, le malade étant
complètement hémiplégique du côté droit. Puis, peu à
peu, les mouvements revinrent, d'abord au bras, puis à
la jambe, et au bout de trois mois il marcha à peu près
bien, mais la jambe était un peu plus raide que
celle du côté opposé. Le bras droit était aussi moins
souple que le gauche et moins vigoureux.

Les maux de tête persistent toujours après cette attaque.

Actuellement, le malade vient consulter pour des douleurs très vives qu'il éprouve dans les membres inférieurs des deux côtés, douleurs en éclairs, revenant souvent dans la journée et dans la nuit. Elles sont survenues

pour la première fois en janvier 1906, il y a donc deux mois. Ces douleurs se montrent aussi depuis quelque temps, mais plus rarement, dans les membres supérieurs.

ÉTAT ACTUEL. — Il ne reste plus rien d'apparent au premier aspect de l'ancienne hémiplégie qu'a présentée ce malade.

*Motilité.* — Tous les mouvements sont faciles, les articulations souples. La force musculaire est conservée aux membres supérieurs ; il faut noter cependant qu'elle est nettement plus marquée du côté gauche. Signe de Romberg très net. La marche est absolument normale sans la moindre trace d'ataxie. Pas d'atrophie musculaire.

*Réflexes.* — Les réflexes patellaires et achilléens sont abolis. Les réflexes radiaux et olécraniens du côté gauche sont abolis ; ceux de droite sont très exagérés.

Signe de Babinski positif à droite. Signe d'Argyll-Robertson.

*Mictions* impérieuses. A eu, il y a deux mois, quelques émissions involontaires d'urine.

Ici encore, il s'agit d'un tabes classique à évolution normale, dont l'hémiplégie semble avoir marqué le début.

De plus, comme dans l'observation précédente, il existe très nettement de la dissociation des réflexes.

### OBSERVATION III
#### Empruntée à Debove.

Jules T..., âgé de 48 ans. Son père vit encore. Mère morte de fièvre typhoïde. Personne dans sa famille n'a

eu de maladie nerveuse. Il n'a pas eu la syphilis et sa
santé fut toujours bonne jusqu'à l'âge de 25 ans. A cette
époque apparurent des douleurs vives, lancinantes, dans
les cuisses, qui revenaient tous les 15 jours et duraient 24
heures environ. A l'âge de 27 ans, diplopie qui dura un
an.

A 33 ans survient une crise gastrique caractérisée par
des vomissements et des douleurs atroces ; elle dure
10 jours ; puis, trois mois après, nouvelle crise. Ces accidents gastriques devinrent plus fréquents, puis finirent
par se présenter tous les mois. Un peu plus tard, le malade remarqua qu'il marchait difficilement dans l'obscu-
rité ; ses forces diminuèrent et les phénomènes d'incoordination survenant, la démarche devint caractéristi-
que.

Impuissance génitale. En 1876, étant sur un banc, il fut
subitement frappé d'hémiplégie droite, avec aphasie. Ces
phénomènes paralytiques avaient complètement disparu
au bout de 15 jours.

Au commencement de mai 1880, un matin, le malade
s'aperçut que les mouvements du bras devenaient diffi-
ciles ; 24 heures plus tard, ils étaient impossibles ; la
jambe droite était si faible qu'il ne put se tenir debout.
La parole était embarrassée, il y avait de la paralysie
faciale droite. Nous voyons pour la première fois le malade le 15 mai et nous le trouvons dans l'état suivant :
chute de la paupière droite, paralysie faciale droite. Le
membre supérieur droit est complètement paralysé ; il
est le siège d'un léger œdème, surtout marqué à la face
dorsale de la main. La paralysie du membre inférieur
droit est incomplète et le malade peut soulever légèrement
ce membre. L'incoordination motrice est facile à constater dans les deux membres, du côté gauche. Plaques irré-

gulières d'anesthésie à la surface du corps. Le malade
a une dyspnée assez forte, que nous attribuons à une
pleurésie du côté gauche. L'épanchement augmentant,
nous extrayons, le 17 mai, un litre de liquide citrin. Le 24
mai survint un érysipèle de la face qui dura six jours.
Dans le courant du mois de juin, l'hémiplégie s'amenda,
mais les phénomènes généraux allaient toujours en s'ag-
gravant, et le malade mourut le 27 juillet.

*A l'autopsie* : tuberculose pulmonaire, néphrite inters-
titielle, hypertrophie du ventricule gauche, sclérose des
cordons postérieurs de la moelle dans toute sa hauteur,
foyer de ramollissement dans la protubérance, intéressant
surtout la moitié gauche ; dégénérescence secondaire du
faisceau pyramidal correspondant.

Cette observation est intéressante surtout parce qu'il
n'y a pas de syphilis à la tête de ces accidents et que les
deux hémiplégies survenues au cours de l'évolution du
tabes étaient profondément différentes puisqu'il fut impossible à l'autopsie de découvrir la cause de la première
alors que la seconde était produite par un ramollissement
intéressant la moitié gauche de la protubérance.

# CONCLUSIONS

De tout ce qui précède, nous pouvons conclure :

1° Que l'hémiplégie au cours du tabes est plus fréquente qu'on ne l'avait cru jusqu'ici.

2° Que son étiologie, tout en étant encore obscure, peut dépendre de l'hystérie ou de lésions organiques (hémorragie, ramollissement ou lacunes cérébrales). Il faudra toujours songer à la syphilis comme origine possible de ces accidents.

3° Les variétés cliniques sont innombrables ; toutefois, pour plus de simplicité, on peut les classer en deux groupes : ou l'hémiplégie reste flasque et sans retour des réflexes, ou elle s'accompagne de dissociations des réflexes tendineux, qui sont abolis aux membres inférieurs et exagérés aux membres supérieurs.

4° Son diagnostic peut présenter quelques difficultés et une fois qu'on l'aura établi, il faudra se demander quelle en est l'origine. C'est à ce propos que la recherche des réflexes, du signe de Babinski et de l'inversion du réflexe tricipital sera d'une grande utilité.

5° Son pronostic sera d'autant plus sombre qu'elle se produit à une époque plus avancée du tabes. Il faut toujours penser cependant à une régression rapide.

6° Son traitement sera le traitement spécifique ou le traitement habituel des hémiplégies de nature organique.

———————

# BIBLIOGRAPHIE

CABROL. — Thèse de Paris, 1897.

LOPES. — Thèse de Paris, 1899.

CAYLA. — Thèse de Paris, 1902.

CESTAN. — Sur l'évolution dans le cours du tabes de l'hémiplégie permanente d'origine cérébrale. Progrès Médical, 10 juin 1899.

DEBOVE. — De l'hémiplégie des ataxiques. Progrès Médical, 24 décembre 1881, et 31 décembre 1881.

LEENHARDT et NORERO. — Observation. Société de Neurologie, séance du 5 avril 1906.

GUILLAIN et LAROCHE. — Sur un cas de tabes en évolution chez un ancien hémiplégique. Société de Neurologie. Séance du 7 février 1907.

MOUTIER. — Tabes en évolution chez un hémiplégique. Société de Neurologie, 8 novembre 1906.

FOURNIER. — Leçons sur le tabes syphilitique, 1882.

— Leçons sur la période préataxique du tabes, 1885.

SOUQUES. — Inversions du réflexe tendineux du triceps brachial dans l'hémiplégie associée au tabes. Revue de Neurologie, 6 avril 1911.

# SERMENT

En présence des Maîtres de cette École, de mes chers con-
disciples, et devant l'effigie d'Hippocrate, je promets et je jure,
au nom de l'Être suprême, d'être fidèle aux lois de l'honneur
et de la probité dans l'exercice de la Médecine. Je donnerai
mes soins gratuits à l'indigent, et n'exigerai jamais un salaire
au-dessus de mon travail. Admis dans l'intérieur des maisons,
mes yeux ne verront pas ce qui s'y passe ; ma langue taira les
secrets qui me seront confiés, et mon état ne servira pas à
corrompre les mœurs ni à favoriser le crime. Respectueux et
reconnaissant envers mes Maîtres, je rendrai à leurs enfants
l'instruction que j'ai reçue de leurs pères.

Que les hommes m'accordent leur estime si je suis fidèle
à mes promesses ! Que je sois couvert d'opprobre et mé-
prisé de mes confrères si j'y manque !

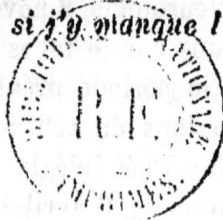

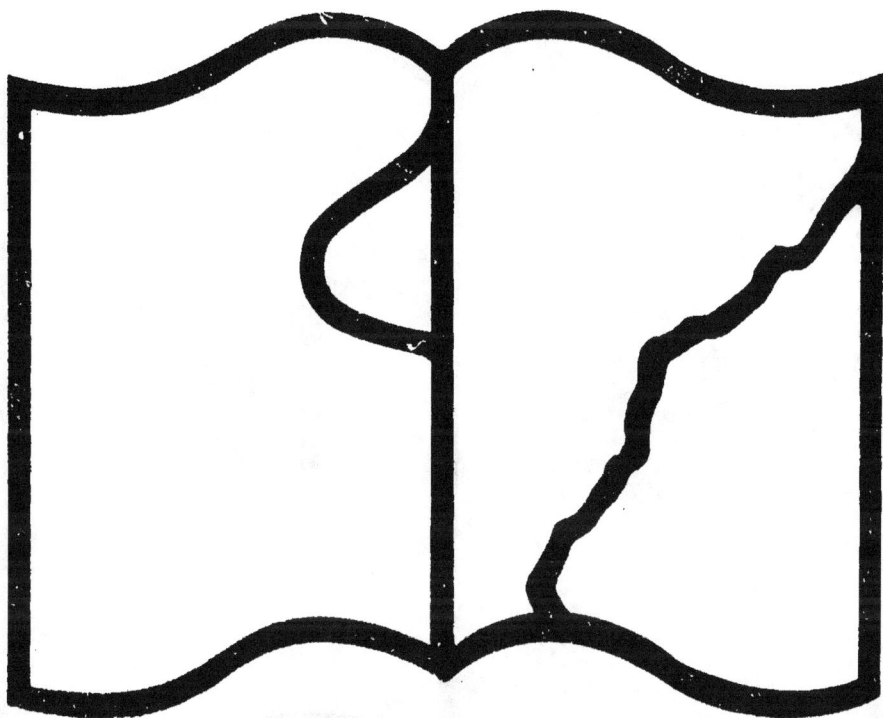

Texte détérioré — reliure défectueuse

**NF Z 43**-120-11

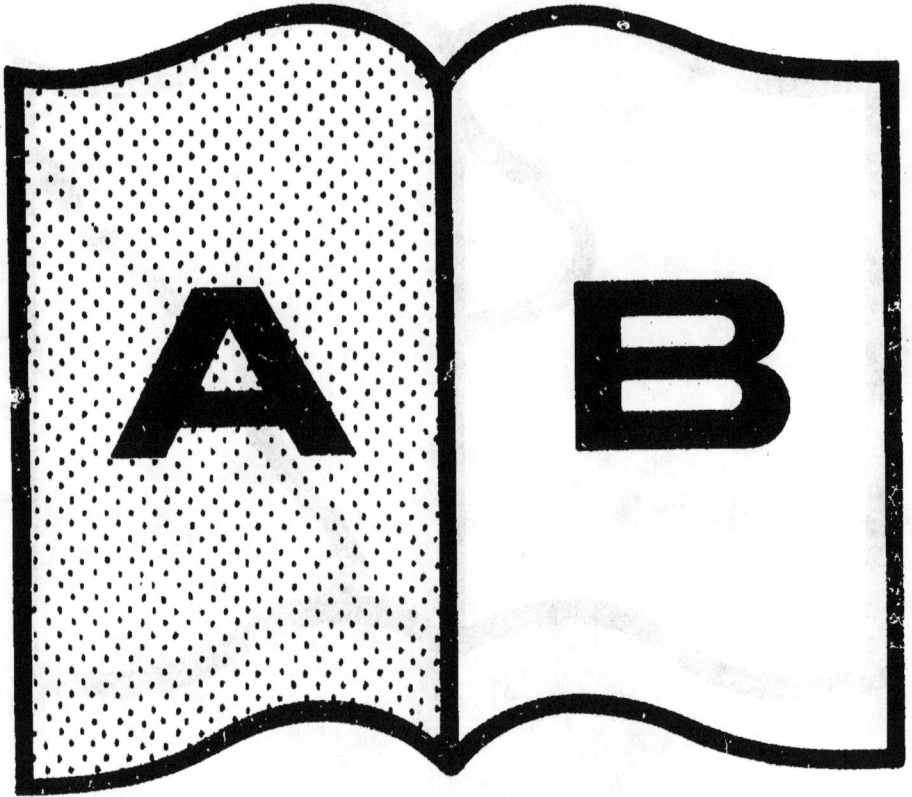

Contraste insuffisant

**NF Z 43**-120-14

www.ingramcontent.com/pod-product-compliance
Lightning Source LLC
Chambersburg PA
CBHW070748220326
41520CB00052B/3314